CONFÉRENCE

SUR

LE TABAC AU POINT DE VUE HYGIÉNIQUE.

MINISTÈRE DE L'AGRICULTURE ET DU COMMERCE.

EXPOSITION UNIVERSELLE INTERNATIONALE DE 1878, A PARIS.

CONGRÈS ET CONFÉRENCES DU PALAIS DU TROCADÉRO.

COMPTES RENDUS STÉNOGRAPHIQUES

PUBLIÉS SOUS LES AUSPICES

DU COMITÉ CENTRAL DES CONGRÈS ET CONFÉRENCES

ET LA DIRECTION DE M. CH. THIRION, SECRÉTAIRE DU COMITÉ,

AVEC LE CONCOURS DES BUREAUX DES CONGRÈS ET DES AUTEURS DE CONFÉRENCES.

CONFÉRENCE

SUR

LE TABAC AU POINT DE VUE HYGIÉNIQUE,

PAR M. LE Dr A. RIANT.

20 AOÛT 1878.

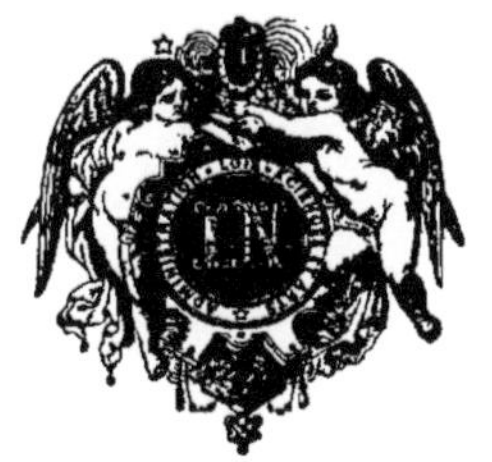

PARIS.

IMPRIMERIE NATIONALE.

M DCCC LXXIX.

CONFÉRENCE

SUR

LE TABAC AU POINT DE VUE HYGIÉNIQUE,

PAR M. LE Dʳ A. RIANT.

BUREAU DE LA CONFÉRENCE.

Président :

M. Frédéric Passy, membre de l'Institut, vice-président de l'*Association française contre l'abus du tabac et des boissons alcooliques.*

Assesseurs :

MM. Claude-Lafontaine, administrateur de l'école Monge;
Collaux, secrétaire des séances de l'*Association*;
Crivelli, ancien inspecteur d'Académie, vice-président de l'*Association*;
Germond de Lavigne, homme de lettres, secrétaire général de l'*Association*;
Le marquis de Ginestous, membre du Conseil de l'*Association*;
Gréard, membre de l'Institut, directeur de l'enseignement primaire de la Seine;
Petibon, trésorier de l'*Association*.

La séance est ouverte à 2 heures.

M. Frédéric Passy, *président*. Mesdames et Messieurs, il est 2 heures, c'est l'heure réglementaire, nous ouvrons la séance.

Je dois d'abord annoncer que nous recevons à l'instant de M. le Préfet de la Seine un télégramme qui nous avertit que M. Gréard, retenu par d'autres devoirs, est dans l'impossibilité d'assister à la séance. Nous regrettons son absence, mais nous gardons son nom à côté des nôtres comme un témoignage de sa sympathie. C'est à l'instant aussi, qu'il me soit permis de le constater, que j'ai reçu la délégation qui m'appelle au fauteuil. C'est dire que je n'ai dans ma poche aucun discours. Je ne serai donc pas long.

La première qualité d'un président, d'ailleurs, surtout lorsque après lui doit se faire entendre un orateur comme M. Riant, c'est d'être court.

M. Riant, lui, n'est pas tenu de l'être et il est difficile qu'il le soit, car il a à traiter un sujet excessivement vaste. Encore ce sujet n'est-il que la moitié, je devrais dire le quart à peine de la thèse que nous représentons ici, lui et moi, et avec nous les autres personnes honorables qui veulent bien nous assister.

Nous sommes ici, en effet, Messieurs, je dois le rappeler, au nom de l'*Association française contre l'abus du tabac et des boissons alcooliques*, deux fléaux, disons deux ivresses, dont la meilleure ne vaut rien, et qui trop souvent, par malheur, s'engendrent et se développent l'une l'autre.

Il ne sera question aujourd'hui que de l'un de ces fléaux. Il a été question, dans cette salle même, ces jours derniers, de l'autre : nous y avons pris part, comme représentants de notre Société, à un Congrès international sur l'alcoolisme. Nous faisons aujourd'hui la place moins grande au tabac, comme vous le voyez; mais nous y reviendrons. De plus, M. Riant, bien qu'il soit en état de nous parler du tabac à tous les points de vue, a l'intention de s'occuper à peu près exclusivement du point de vue hygiénique. Or, il y a un autre point de vue (je n'ai pas l'intention de le traiter, bien entendu, mais il ne m'est pas permis de ne point l'indiquer au moins) qui n'est ni moins grave ni moins vaste : c'est le point de vue économique, le point de vue social, le point de vue moral.

De l'autre côté de la Manche, où l'on va volontiers jusqu'au bout de ses principes, et quelquefois au delà, les ennemis du tabac répandent à profusion de petites affiches dans lesquelles ils n'hésitent pas à dire entre autres choses : « *Fuyez la compagnie des fumeurs.* » Nous n'allons pas jusque là. Nous avons des amis qui fument, les uns modérément, d'autres immodérément; nous ne les fuyons pas comme des pestiférés, quoiqu'ils ne sentent pas toujours bon; et nous ne les montrons pas au doigt comme des monstres. Non; nous aimons nos amis, même fumeurs, lorsqu'ils méritent d'être aimés; mais nous leur demandons la permission de leur dire, au nom de notre affection même, et nous répétons à ceux que nous ne connaissons pas, que l'abus du tabac, — et l'usage est bien près de l'abus, — funeste au point de vue de la santé, est un abus antisocial et antiéconomique; qu'il nuit à la bourse, qu'il porte atteinte au travail et qu'il compromet les bonnes relations de la famille et de la société.

Je me trouvais un soir, il y a déjà une dizaine d'années, chez un homme très distingué, — il est mort depuis; — qui aimait à réunir à sa table et dans son salon une société d'élite.

Après le dîner, qui avait été fort bon, la plupart des hommes passèrent, suivant une habitude qui est devenue presque obligatoire, dans une pièce voisine pour y fumer. Ils n'en sortirent plus de tout le reste de la soirée.

La maîtresse de la maison nous dit, à un ou deux qui, n'étant pas fumeurs, étions demeurés au salon, et auxquels elle savait beaucoup de gré de lui avoir tenu compagnie :

« En vérité, Messieurs, c'est bien désagréable. J'invite des hommes distingués, des hommes d'esprit. Je me figure que j'aurai le plaisir de les entendre causer et de causer avec eux; ils mangent mon dîner, ils prennent mon café, puis ils passent dans le cabinet de mon mari, d'où ils nous envoient leur fumée par-dessous la porte, et ils s'en vont sans que je les aie vus! Ils prennent ma maison pour un restaurant. »

Elle avait raison, cette excellente femme. Et j'ajoute que les femmes se résignent beaucoup trop facilement, en général, à cette habitude, et qu'elles ont tort, car c'est assurément (avec une autre mauvaise habitude dont elles sont heureusement en train de se corriger, mais dont il reste encore trop de traces, avec la frivolité, tranchons le mot, avec la nullité de l'éducation et de la conversation des femmes), c'est, dis-je, une des causes principales de cette séparation trop acceptée des sexes qui nuit à l'agrément, au charme, au sérieux de nos rapports sociaux, et n'est pas sans une influence funeste sur la morale privée et publique. (Applaudissements.) Je n'en dis pas davantage sur ce chapitre.

Quant à la dépense, Messieurs, ai-je besoin d'en parler? Fumeurs ou non fumeurs, nous savons tous ce qu'il en coûte de fumer. Combien de ménages où l'on se prive du moindre agrément, parfois du nécessaire, parce que le cigare ou la pipe de monsieur consomment plus que la toilette de madame ou les mois d'école des enfants! Je glisse encore sur ces détails délicats; un chiffre seulement, mais un chiffre d'ensemble, sans personnalités. Les statisticiens, dont je ne suis pas l'esclave, — je ne me pique pas d'être précisément statisticien, — mais qui ont du bon, eux et leurs chiffres, à la condition qu'on sache s'en servir, les statisticiens disent, et les meilleurs l'ont démontré, que depuis cinquante ans le tabac, avec les dépenses accessoires et inévitables qu'il entraîne, n'a pas coûté à la France moins de *10 milliards!* Dix milliards! c'est-à-dire deux fois la malheureuse rançon que nous avons dû payer à l'Allemagne, ou, pour prendre une comparaison moins pénible, l'équivalent de tout ce que nous possédons de chemins de fer dans notre pays.

Je n'insiste pas. Voilà un chiffre qui est de nature à se graver dans toutes les mémoires. A vous de supputer, comme il vous plaira, ce qu'on aurait pu faire avec cela. La perte de travail est-elle moindre? Je ne le crois pas. Oh! je le sais, il y a des hommes d'étude, des hommes de labeur, des hommes sérieux qui jouissent, par je ne sais quel privilège, d'une sorte d'immunité, au moins apparente, à l'égard de ce poison, comme d'autres à l'égard d'autres poisons. Il y a des hommes qui travaillent beaucoup et qui travaillent bien en fumant beaucoup, en fumant trop, en fumant toujours. Comment travailleraient-ils s'ils ne fumaient pas? Voilà ce qu'on ne sait pas et ce qu'ils ne savent pas eux-mêmes. Mais passons.

Ce qui est certain, c'est qu'en règle générale l'habitude de fumer ne va pas sans perte de temps. Et pour chaque fumeur, ne perdît-il qu'une heure, qu'une demi-heure, — il en perd bien davantage, — c'est une partie importante de la vie qui s'en va en fumée. Nous avons mieux à faire de notre existence, ce me semble, que de la perdre de gaieté de cœur!

Ce n'est pas tout. Chez la plupart des hommes, chez ceux qui ne sont pas doués de cette immunité dont je parlais tout à l'heure, chez ceux qui n'ont pas cette énergie vigoureuse, grâce à laquelle l'attention ne se laisse jamais distraire ou affaiblir; chez ceux-là l'attention et la vivacité d'esprit s'émoussent et s'obscurcissent. Et c'est même — qui ne le sait — l'une des causes de l'entraînement qui, de l'usage du tabac, porte si vite à l'abus. Le tabac est un moyen de passer le temps sans rien faire, de flâner, de ne pas penser à ce qui déplaît ou à ce qui exige un effort.

Il y a là, encore une fois, pour le capital intellectuel d'une nation, pour son capital moral, sans parler du travail matériel, une perte équivalente tout au moins, peut-être supérieure, à cette perte énorme de 10 milliards que je rappelais il y a un instant.

Oh! je sais bien ce que vous allez me répondre : Cela rapporte gros à l'État, qui encaisse de ce fait 300 ou 400 millions par an; et l'État a besoin de ressources. Eh! mon Dieu! que l'État tire de l'argent aux fumeurs en leur vendant du tabac, nous ne nous y opposons pas; c'est son droit, comme c'est le nôtre de résister aux appels de la Régie. Mais ce que nous donnons à la Régie, nous ne le donnons ni à l'agriculture ni à l'industrie, qui, elles aussi, rapportent à l'État et qui, de plus, rapportent à ceux qui les développent. Que l'État impose donc nos consommations de fantaisie, soit! Mais que nous nous imposions nous-mêmes une charge aussi lourde; mais que nous fassions volontairement subir à la société, à nos familles, à nous-mêmes, un préjudice comme celui-là; franchement, cela peut surprendre, venant du peuple qui se dit le plus spirituel de l'univers. Et puisque nous sommes à la tête d'une association qui s'occupe sérieusement de ces questions; puisque nous sommes en ce moment, M. Riant et moi, chargés de porter la parole au nom de nos collègues, nous avons le droit et le devoir de dire, sans mâcher les mots, que cela n'a pas le sens commun.

Tout le monde connaît l'axiome de Franklin : «Un vice coûte plus à nourrir que deux enfants.» Nous ne prétendons pas, encore une fois, que l'usage du tabac soit un vice à proprement parler; ce peut n'être quelquefois qu'une distraction inoffensive. Mais souvent, bien souvent, c'est le chemin du vice; c'est la pente sur laquelle on roule jusqu'à des abîmes insondables, parfois jusqu'à la dégradation et au crime. L'homme qui s'est fait l'esclave du tabac, comme l'homme qui s'est fait l'esclave de l'alcool, ne s'appartient plus, et lui-même ne peut savoir où le conduira un jour ou l'autre la tyrannie de l'habitude. Nous ne vous disons donc pas, je le répète, à l'instar de nos amis d'Angleterre : « Fuyez avec horreur la compagnie des fumeurs ! » nous vous disons plutôt : « Tâchez de les convertir en frayant avec eux en bonne intelligence. » Nous vous disons surtout : « Ne les imitez pas et empêchez qu'on ne les imite; fumez le moins possible et, s'il y a moyen, ne fumez pas du tout. Votre bourse, votre santé et votre moralité peut-être s'en trouveront bien. »

Quant à ce qui est de la santé, en particulier, M. le docteur Riant s'est chargé de la démonstration; il va nous la donner pour notre plus grand profit, et pour notre plus grand agrément aussi, je le sais d'avance. Écoutez-le, applaudissez-le comme il le méritera. Prenez, s'il est possible en l'entendant, de bonnes résolutions. Et que ces bonnes résolutions, à votre sortie d'ici, ne s'en aillent pas en fumée. (Applaudissements prolongés.)

M. le Dʳ RIANT :

Mesdames et Messieurs,

Je ne suis pas fumeur, je ne suis pas priseur et je n'ai pas besoin de vous dire ici que je ne consomme pas de tabac sous une autre forme.

Ce n'est pas que sur ce point la nature se soit montrée cruelle à mon égard. J'aurais pu fumer, j'aurais pu priser tout comme un autre. Pour peu que j'en aie essayé, je n'en ai point souffert.

Je ne suis donc pas une victime du tabac.

Je n'ai pas été obligé de renoncer au tabac pour des raisons majeures; je n'ai pas même dû m'en séparer pour cause d'incompatibilité d'humeur. Je n'ai ni à me venger du tabac ni même à m'en plaindre. Il n'y aura donc dans le ton de cette causerie ni les termes amers d'une diatribe, ni les exagérations d'une plaidoirie, ni, à plus forte raison, les rigueurs d'un réquisitoire.

Je parlerai du tabac avec mesure, en dehors de toute passion. Le tabac fait assez de mal pour qu'il ne soit pas nécessaire de lui rien prêter ni de forcer les couleurs du tableau : il suffit amplement de s'en tenir à la réalité.

C'est avec calme, froidement, scientifiquement, que je veux examiner ce que le tabac nous coûte au point de vue hygiénique, économique et social.

Je ne veux tenir aucun compte des accusations banales, car il s'agit ici d'arriver à une véritable démonstration.

Aussi m'appuierai-je sur des faits indéniables, sur des statistiques, sur des expérimentations même, s'il est possible, désireux d'amener dans vos esprits une conviction réfléchie, justifiée, si j'ai ce rare bonheur, accordé à un trop petit nombre d'orateurs, de pouvoir faire admettre mes conclusions, après avoir, comme je l'espère, fait agréer mes prémisses et accepter mes preuves.

En vous parlant du tabac, j'insisterai plus particulièrement sur les conseils et les exigences de l'hygiène, sans m'interdire pourtant, de temps en temps, quelques autres considérations. Mauvais, au point de vue de l'hygiène, le tabac n'est pas meilleur quand on le considère au point de vue économique ou au point de vue social. C'est la logique même qui le veut : lorsqu'on est dans la vérité, on n'y est pas à peu près, on n'y est pas à demi. Quand il s'agit du tabac, de quelque côté que l'on se tourne, on trouve sur son chemin la trace des fâcheuses conséquences qu'il entraîne. Si donc, tout en parlant plus spécialement de l'hygiène, je suis amené à faire quelques excursions hors de ce domaine, je rencontrerai, soyez-en sûrs, les mêmes raisons pour vous conseiller de ne pas favoriser l'extension de l'usage du tabac, disons plus, pour vous supplier de le restreindre le plus possible.

Vous le voyez, j'ai l'intention de ne combattre que l'*abus* du tabac. La Société au nom de laquelle je parle est en effet intitulée : *Association française contre l'abus du tabac et des boissons alcooliques.* Ce titre limiterait le champ de ma critique, si la raison et la vérité n'en indiquaient déjà l'objet et n'en précisaient la portée.

S'en prendre même à l'*usage* du tabac serait une exagération qui sortirait de la mesure que je veux m'imposer. Seulement je vous prie, Messieurs, de bien nous entendre sur ce que, en cette matière, vous appellerez l'*usage* et ce qui, pour vous, constituera l'*abus*. La question est délicate, et ce n'est peut-être pas trop de l'application de vos esprits pour arriver à déterminer les limites de l'usage et de l'abus, pour permettre de déclarer où finit le premier, où commence le second.

Quant à moi, je le déclare, je ne vois pas cette limite bien nettement tracée. Voici, par exemple, un enfant, un jeune homme, un écolier, un lycéen, qui s'essaye à fumer *un peu* de tabac, après avoir, — timides débuts ! — fait un premier apprentissage soit avec du papier roulé, soit avec des feuilles de tilleul recueillies dans la cour de récréation. Vous appelez cela l'usage,..... moi, j'appelle cela l'abus !

Voyez-vous cet ouvrier qui consacre pour fumer, même modérément, une certaine somme qui serait nécessaire pour les besoins essentiels, pour les dépenses indispensables, pour la nourriture ou l'amélioration de la nourriture de sa famille, pour l'achat de vêtements, etc. — Vous appelez cela l'usage,..... moi, j'appelle cela l'abus.

Voici un soldat auquel l'État donne 10 grammes de tabac par jour. Cet exemple nous intéresse tous, aujourd'hui que tout le monde est soldat. Certes, la dose est minime, mais elle va suffire à créer une habitude, une passion tyrannique qui plus tard ne se satisfera pas avec les 10 grammes que l'État fournit chaque jour. Il faudra bientôt que le soldat ajoute les 5 ou 10 centimes de prêt qu'il touche, pour augmenter la dose. Son maigre pécule y passera. — Vous appelez cela l'usage; pour moi, c'est l'abus.

Voyez cet homme adonné aux travaux de l'esprit. Quand son cerveau est fatigué, surmené par le travail et les veilles, à un salutaire repos il préfère l'enivrement dû à la fumée du tabac et les rêves qu'elle fait naître. Croyez-vous que ce soit là un véritable repos? Croyez-vous que l'air de ce cabinet de travail, que cet air toujours trop rarement renouvelé va s'améliorer par l'addition des vapeurs du tabac? Dites, si vous le pensez, que c'est là encore l'usage; moi, je soutiens que c'est l'abus.

Vous le voyez, entre l'usage et l'abus la distinction est quelque peu subtile, bien souvent fausse et la limite trop sujette à contestation.

Et puis, on le comprend, la question de quantité, de dose, est loin de constituer la seule ligne de démarcation entre l'usage et l'abus.

Il est telle nature, il est telle santé, pour laquelle l'usage même le plus modéré est un abus, et un abus très préjudiciable et très manifeste. Ai-je besoin de m'arrêter à prouver que l'âge du fumeur doit être également pris en considération, et que l'enfant, le jeune homme font toujours, quelles que soient la mesure et la dose, abus et non usage d'une drogue inutile et dangereuse? Ces exemples, que je pourrais multiplier, suffisent pour faire comprendre qu'il faut laisser de côté la distinction un peu fantaisiste entre l'usage et l'abus. L'hygiéniste ne s'y arrête pas plus qu'il ne convient: il sait bien que si on pouvait lui montrer l'usage aujourd'hui, il aurait encore à redouter pour demain l'abus inévitable.

S'il se rencontre, parmi mes honorables auditeurs, des personnes qui aient l'habitude de fumer ou de prendre du tabac et qui en usent modérément, qui subissent ce joug, quelque agréable et bien porté qu'elles le trouvent, je leur dirai ce que je crois la vérité.

Je n'ignore pas que beaucoup parmi ceux qui m'écoutent sont déjà convaincus et n'ont pas attendu mes paroles pour secouer une passion tyrannique et rejeter un passe-temps inutile et dangereux. Je les remercie de leur présence et de leur appui. Quand on s'attaque à un usage aussi répandu, aussi envahissant; quand on entreprend de combattre l'autorité du nombre et la victorieuse influence de l'habitude, de la mode, il est bon de rencontrer quelques alliés. Ces convictions que l'on n'a pas faites sont un important point de départ pour celles que l'on espère obtenir soi-même. La force des arguments est doublée par l'autorité de ces convictions acquises et de ces bons exemples.

Messieurs, je ne me flatte nullement du fol espoir qu'aujourd'hui, à 3 heures sonnant, mes paroles auront produit une révolution complète, que les fumeurs jetteront avec dédain ces cigares qui faisaient leurs délices, que les pipes seront toutes mises de côté, qu'en un mot, cette Conférence soit destinée à produire — disons le mot — une grève de fumeurs! Non! assurément, et je ne partage nullement les illusions ou les craintes exprimées dans les lettres qui m'ont été adressées à cet égard.

Parmi ces lettres, j'ai reçu comme une sorte de pétition, d'adresse des ouvrières des manufactures de tabac. Elles me supplient de ne pas les condamner à l'inaction, de ne pas leur enlever leur profession, leur moyen d'existence. Qu'elles se rassurent! Je ne compte pas sur un semblable résultat : le tyran-tabac tiendra bon longtemps encore; longtemps encore fumeurs, priseurs, loin de réclamer leur émancipation, se feront un bonheur et une gloire de leur esclavage, et le chômage dans la fabrication du tabac ne menace personne.

L'adresse affirme l'excellence des produits fabriqués. J'ajoute, parce que cela est très exact, et je suis entièrement d'accord sur ce point avec les signataires de l'adresse, qu'il n'y a pas de pays au monde où le tabac soit plus honnêtement préparé qu'en France; et que si — comme on l'a dit — on vend quelque part, sous le nom de tabac à priser, de la sciure de bois ayant macéré plus ou moins longtemps dans le jus de tabac pour rendre l'illusion possible, cela ne se passe pas chez nous ! (Applaudissements.)

I.

Les Français sont un peuple très primesautier, très mobile, et qui procède assez volontiers par bonds; mais il est peu probable néanmoins qu'ils passent tout à coup de l'engouement qu'ils manifestent aujourd'hui pour le tabac à l'indifférence absolue ou à un dégoût subit.

Et cependant le tabac, cette drogue pour laquelle tous les peuples de l'ancien comme du nouveau monde se ruinent à l'heure actuelle, était inconnu en Europe il y a quatre siècles.

A cette époque, quelques sauvages du nouveau monde fumaient le tabac, et nous ignorions qu'il existât. Mais quels progrès il a faits depuis ce temps et ces premiers débuts!

Il y a environ quatre siècles que l'Europe vit s'ouvrir devant elle les portes de ce nouveau continent. La chose ne se fit pas de gré à gré; on pouvait s'y attendre.

L'attitude des populations de l'Amérique rappela un peu celle de cet héritier en possession paisible et jusque-là indiscutée d'un important héritage, et qui tout à coup apprend qu'il a un compétiteur et qu'il lui faut partager un patrimoine auquel il se croyait seul appelé.

L'ancien monde fit valoir ses droits; le nouveau se défendit.

La succession fut violemment, cruellement disputée.

Enfin, suivant l'usage et les règles de la loi des successions, chaque héritier de la grande famille humaine ayant rapporté à la masse ce qu'il avait reçu de son côté de la Providence, tous les biens furent réunis pour être partagés, et, en fin de compte, s'il y eut plus d'héritiers, l'héritage se trouva singulièrement plus important.

L'ancien monde apportait au nouveau le patrimoine de son savoir, de sa science, les lumières de l'intelligence et de la foi. Le nouveau monde apportait l'immensité de ses territoires où le flot du vieux monde a beau couler par une émigration qui ne cesse pas depuis quatre siècles, il y a toujours place pour de nouveaux venus, en dépit de ces prétentieux écriteaux qui, au milieu des solitudes et des forêts, avertissent le voyageur étonné de l'existence d'une multitude de villes qu'il ne soupçonnerait pas sans cela dans cette immensité.

Le nouveau monde a apporté ses mines de métaux précieux : richesses minérales qui ont allumé toutes les convoitises et tenté toutes les races humaines.

Tous les peuples sont venus fouiller sans trêve les entrailles de cette terre prodigue de richesses, sans parvenir jusqu'à présent à les épuiser non plus qu'à se satisfaire.

Les prairies sans limites du nouveau monde nourrissent d'innombrables troupeaux qui, pendant que notre vieux monde mourait de faim, par insuffisance d'aliments substantiels, périssaient inutiles dans ces solitudes. Il a fallu longtemps pour qu'on eût la pensée et que l'on trouvât le moyen de les utiliser. Mais toutes les découvertes s'enchaînent, et aujourd'hui, grâce aux progrès de l'industrie, de la navigation, des services de bateaux à vapeur apportent régulièrement en Europe des milliers de tonnes de ces viandes conservées à l'état frais, pour nourrir les populations affamées du vieux continent.

Cette faune nouvelle n'était pas sans utilité.

La flore du nouveau monde ne nous a pas été moins précieuse. C'est elle qui nous a donné le quinquina, cet antidote puissant des fièvres des marais, des fièvres intermittentes. Et, dans un pays qui a encore environ 300,000 hectares de terres couvertes de marécages aussi funestes pour la richesse du pays que pour la santé des populations, ce n'est pas une chose à dédaigner que la précieuse écorce du quinquina !

Le jour où nous aurons mis en culture, assaini ces terres marécageuses, nous aurons à lutter contre l'*anémie*, la maladie si commune de nos jours, la maladie à la mode. Là encore le quinquina aura plus d'un service à nous rendre.

La flore du nouveau monde nous a donné le cacao, qui est la base d'un aliment aujourd'hui si justement apprécié et si répandu, qu'on en est à se demander comment, avant cette importation et celle du café, nos ancêtres pouvaient bien composer leur déjeuner du matin, alors que ces deux substances n'étaient point connues.

Ai-je besoin de citer encore la pomme de terre, cet aliment qui nous a affranchis de la crainte des disettes?

Mais vous connaissez ces conquêtes et vous appréciez toute leur valeur.

Eh bien! ceux qui avaient conquis tous ces biens furent subjugués à leur tour. Par quoi? Par un peu de fumée.

Les conquérants du nouveau monde avaient vu les Indiens fumer de petits rouleaux noirâtres, les *tabanos*, origine de nos cigares, formés de feuilles de tabac enroulées. Ils rapportèrent en France le tabac, ils le cultivèrent.

Les Indiens fumaient le tabac ; les Européens le fument, le mâchent et le prisent. Voilà le progrès! voilà les faits!

Pour apprécier la valeur de cette conquête, il reste à examiner ce que c'est que le tabac, ce qu'il nous coûte et ce qu'il nous rapporte.

Tout à l'heure l'honorable M. Frédéric Passy a bien voulu vous exposer en quelques mots, et au moyen de quelques chiffres très frappants, ce que le tabac rapporte à l'État et ce qu'il coûte à l'individu.

J'ai à vous dire, moi, ce que c'est que le tabac, les divers modes d'emploi que la mode a successivement consacrés, la consommation que l'on en fait. Et d'abord, quel est ce compagnon de l'existence de tant de gens, compagnon dont ils font leur société, société exclusive et jalouse de toute autre? Il faut connaître à fond celui que l'on admet dans une pareille intimité. Le tabac est votre ami, votre seul ami peut-être : apprenez au moins à le connaître.

II.

Le tabac, au moment où il fit son apparition en Europe, fut considéré comme une panacée universelle, comme un remède qui allait remplacer tous les autres et guérir toutes les maladies. Le vocabulaire consacra ces espérances, ces croyances de l'époque. On l'appela en effet *herbe à tous les maux*. Fallacieuse étiquette! N'a-t-on pas aussi donné le nom d'*eau-de-vie* à l'alcool, dans un accès d'enthousiasme que le temps et les faits n'ont pas justifié? Vous allez voir si le titre donné au tabac était mieux approprié.

Quand Jean Nicot, ambassadeur de Portugal, envoya, vers 1560, à la reine Catherine de Médicis, pour guérir sa migraine, une certaine quantité de tabac, sous forme de poudre ; le moyen ne réussit pas. Mais une expérience malheureuse ne suffisait pas pour que le tabac fût déconsidéré. L'enthousiasme était tel, que l'usage du tabac continua à s'étendre sur toute l'Europe, avec une réputation croissante.

Mais plus l'engouement est prompt et excessif, plus la réaction est vive, le jour où un remède tant vanté ne tient pas ce qu'il a promis.

A un moment donné, il fut démontré clairement que le tabac ne guérissait pas ; bientôt même on vit se manifester la crainte qu'il ne déterminât lui-même certaines maladies. Oh ! jusque-là il n'y avait pas eu de certitude, pas de démonstration. C'était comme une vague appréhension, dénuée de preuves. Cependant la peur prit d'assez grande proportions ; l'autorité dut édicter des mesures sévères contre l'usage du tabac.

Henri VIII, en Angleterre, menace du fouet ceux qui seraient surpris en train de fumer.

Élisabeth fait confisquer toutes les pipes et tabatières d'or et d'argent qui étaient en usage à la cour. Les petites gens, eux, se contentaient, quand ils pouvaient se procurer une drogue qui se vendait à prix d'or, d'aspirer une bouffée de tabac, au moyen d'un appareil composé d'une coquille de noix à laquelle on adaptait un tuyau de paille ; l'appareil circulait autour de la table, et chaque convive en faisait usage à son tour.

Partout on poursuivait priseurs et fumeurs. En Perse, Amurat IV faisait couper les lèvres aux fumeurs et le nez à ceux qui prisaient. La répression matérielle et morale ne manquait pas d'énergie. En Italie, le pape Urbain VIII excommuniait ceux qui prisaient dans les églises, et les bedeaux confisquaient les tabatières mises en circulation pendant les offices.

Ce n'était pas une petite affaire que ces confiscations, car il s'agissait de belles tabatières enrichies de diamants et de pierres précieuses, comme vous pouvez en voir des échantillons dans les collections qui se trouvent réunies dans les salles voisines de cette pièce où vous me faites l'honneur de m'écouter.

Louis XIII défend à tout autre qu'aux apothicaires la vente du tabac. Le tabac, c'était un médicament ; sa place était chez l'apothicaire. Les contrevenants étaient punis d'une amende de 20 livres parisis.

Mais sous Louis XIV, voilà la pipe qui fait son entrée à Versailles, à la bouche de Jean Bart. L'usage du tabac reprend avec plus de vigueur son élan un moment interrompu, et il s'étend encore une fois sur l'Europe. La persécution avait été trop violente : elle avait eu pour effet de multiplier les amateurs au lieu de les diminuer.

Rien ne devait plus arrêter l'essor du tabac.

En 1815. le nombre des fumeurs était déjà très considérable.

A partir de 1830, la garde nationale, les loisirs du corps de garde, vont vulgariser l'usage de la pipe et des boissons alcooliques.

Enfin, en 1870, on peut dire que la guerre a mis le cigare à toutes les lèvres, l'alcool et l'absinthe dans toutes les bouches.

Il y avait longtemps que la persécution avait cessé.

Le jour où il fut bien démontré que les Gouvernements étaient impuissants à lutter contre l'engouement public, ils en prirent leur parti et songèrent à tirer profit d'une consommation qui ne devait plus s'arrêter dans sa marche rapide et croissante.

On commence par affermer le tabac. En 1674, Colbert en tire 600,000 livres. En 1791, le monopole est supprimé, la fabrication est confiée à des ateliers particuliers. La taxe rapportait alors 3 millions et demi.

En 1811, quand on rétablit le monopole, le tabac donne déjà 25 millions de francs à l'État. Tous les ans ce chiffre augmente. De 25 millions nous arrivons à 50, puis à 120 et, en 1874, à 350 millions, qui entrent ainsi dans les caisses de l'État, grâce à la faveur toujours croissante que rencontre le tabac.

350 millions ! le chiffre est beau ; mais il ne faut pas se faire d'illusion.

Ce n'est pas précisément cette somme qu'encaisse le Trésor public. Il y a des frais considérables (personnel, matériel de régie, etc.) dont il faut tenir compte ; il y a les douaniers qu'il faut entretenir pour réprimer la contrebande. La fortune publique a aussi des sacrifices à enregistrer. Il y a notamment les incendies qui résultent de l'imprudence des fumeurs.

On a recherché quelle était la proportion de ces incendies, et on est arrivé à reconnaître que, dans les départements où l'on fumait le moins, il y avait sept fois moins d'incendies que dans les départements où on fume le plus !

Ensuite, nos meilleures terres, nos meilleurs engrais, nos bras les plus vigoureux, nos cultivateurs les plus habiles sont employés à la culture du tabac. Vous voyez qu'il y a là une série de pertes qui ne permettent plus de croire que cette somme de 350 millions arrive intacte dans les caisses de l'État, et que le tabac apporte autant de richesses au pays que de plaisir aux individus.

La consommation du tabac appauvrit les individus, ainsi que vous le montrait si bien tout à l'heure M. Frédéric Passy. Et quand chacun s'appauvrit, quand une atteinte profonde est portée à la richesse, à la santé, — je pourrais dire aussi à la moralité de tous, — l'État ne s'enrichit pas ; non, Messieurs, cette richesse apparente n'est qu'un leurre, ce n'est qu'une illusion.

III.

Je viens de parler d'atteinte à la santé. Vous n'en serez guère étonnés quand vous connaîtrez la famille et les propriétés du tabac.

Une légende musulmane donne à cette plante une origine que je veux vous raconter. Mahomet, voyageant un jour d'hiver dans le désert, heurta du pied une vipère. Mahomet la prend dans sa manche, la réchauffe un peu. A peine la vipère a-t-elle retrouvé ses forces, qu'elle relève la tête et cherche à blesser le prophète. Mahomet se défend et la supplie de l'épargner. La vipère lui répond : « Ta race est ennemie de la mienne. J'ai juré par Allah de me venger. » Mahomet, s'inclinant devant le nom d'Allah, cesse de résister ; la vipère plonge son dard dans la main du prophète.

Mahomet suce instantanément la plaie et crache le venin avec sa salive. La légende ajoute que de cette goutte est née la plante miraculeuse qui représente, avec l'amertume du serpent, la douceur de la salive du prophète.

Messieurs, c'est là de la légende, de la poésie ; mais au fond, n'y a-t-il pas un peu de vérité ?

Demandez au collégien qui fume ses premiers cigares ce qu'il pense du tabac ; il vous répondra qu'il y a trouvé l'amertume du serpent, beaucoup plus encore, j'en suis sûr, que la douceur de la salive du prophète.

Mais laissons la légende et la poésie et abordons franchement la prose, en interrogeant la botanique.

A quelle famille appartient le tabac ? A la famille des solanées. Ce n'est pas une famille qui ait une bien bonne réputation. Elle nous donne bien la pomme de terre et la tomate, espèces comestibles ; mais ces espèces ne figurent là que comme une sorte de compensation pour les plantes vénéneuses que l'on trouve à côté d'elles, dans la même famille : la mandragore, la stramoine, la belladone, la jusquiame,.... le tabac !

Dis-moi qui tu hantes, je te dirai qui tu es. Voilà la famille du tabac. Elle ne m'inspire aucune confiance. N'est-ce qu'une présomption ? Je regarde la jusquiame ; je suis frappé de l'aspect sinistre de ses feuilles, de la couleur, du port de ses fleurs, de l'air lugubre de toute la plante. J'en puis dire autant des autres membres de la famille. Je continue à n'être pas rassuré.

Voyons si la science, qui nous apprend ce que contient le tabac et analyse ses propriétés, me rassurera davantage.

Il existe un poison dont tout le monde a entendu parler ; c'est le plus terrible de tous, la *strychnine*. Introduit-on un milligramme de cette substance sous la peau d'un chien, il est tué, foudroyé instantanément.

Je ne sache pas qu'on ait encore proposé de fumer de la strychnine, et je ne crois pas, le cas échéant, que l'on trouve beaucoup d'amateurs.

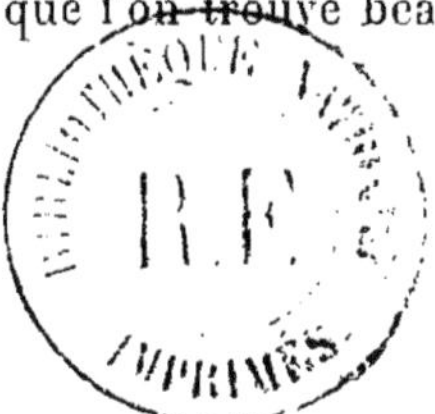

Eh bien! on extrait du tabac un alcaloïde qui n'est pas moins actif, moins énergique, moins foudroyant que la strychnine; cet alcaloïde s'appelle la *nicotine*, ainsi dénommée en souvenir de Nicot qui le premier avait importé le tabac, sans se douter qu'il introduisait chez nous un pareil poison!

La nicotine s'est fait une bien mauvaise réputation. N'a-t-on pas dit que nicotine vient de Nicot comme guillotine vient de Guillotin? Eh bien, il y a dans le tabac que nous fumons, que nous prisons, que nous mâchons, de 2 à 10 pour 100 de nicotine. La réputation de la nicotine est-elle usurpée? Répétez l'expérience de la strychnine, introduisez un peu de nicotine, un peu de cette liqueur (l'orateur montre un flacon), mouillez-en un fil que vous ferez passer sous la peau d'un chien, voilà le chien foudroyé!

La nicotine se présente, comme vous voyez, sous l'aspect d'un liquide incolore qui jaunit à l'air et à la lumière, d'une consistance un peu épaisse; il a une odeur détestable, vireuse, qui rappelle l'odeur exagérée du tabac et cette vapeur âcre, nauséabonde, qui s'élève du fond d'une pipe dont on a fait un long usage. La saveur de la nicotine est plus détestable encore que l'odeur qu'elle présente.

Le liquide se volatilise à 25°; de sorte qu'à l'intérieur d'une pipe, d'un cigare, d'une cigarette allumée, il se volatilise très abondamment et que les fumeurs en aspirent une proportion considérable.

Vous espérez peut-être que les procédés de fabrication vont enlever au tabac une certaine quantité de la nicotine qu'il renfermait?

Oui, dans une certaine mesure. Il est incontestable que les lavages auxquels on soumet les feuilles, que la torréfaction privent le tabac d'une certaine proportion de nicotine, au bénéfice du fumeur. Cette dernière opération n'a pas toujours été sans danger pour ceux qui l'exécutaient.

Autrefois les ouvriers faisaient chauffer, sécher les feuilles de tabac dans des bassines placées devant eux; ils aspiraient ainsi toute la nicotine qui se dégageait pendant l'opération. Aujourd'hui il n'en est plus de même; on a préparé des appareils extrêmement parfaits qui débarrassent le tabac d'une portion de la nicotine qu'il contient, et l'ouvrier est protégé non moins que le consommateur.

Mais, Messieurs, si la préparation enlève une certaine quantité de nicotine, le fumeur, lui, fait tout ce qu'il peut pour n'en pas perdre un atome. Pour cela, que de moyens, que d'appareils, que de procédés ingénieux! Et, en effet, il recherche des pipes à très court tuyau, de sorte qu'il reçoit la fumée aussi chaude et aussi chargée de nicotine que possible. Les Orientaux s'y prennent tout différemment, et, bien qu'ils fument des tabacs contenant peu ou point de nicotine, ils ont des pipes munies de longs tuyaux (*chibouk* ou *narghilé*). La fumée se refroidit, et la nicotine, s'il y en a, se condense et n'arrive pas jusqu'au fumeur.

La cigarette, au contraire, conduit la fumée toute chaude, toute imprégnée de nicotine dans la bouche. Le fumeur aspire cette fumée, il l'avale. Il y a des gens qui ont péniblement appris à avaler ainsi leur fumée et qui sont très fiers et très heureux de ce petit talent, grâce auquel ils absorbent, sans s'en douter, des proportions considérables de nicotine.

Ainsi donc, si la préparation enlève une dose plus ou moins importante du poison, le fumeur, par les procédés inintelligents qu'il emploie, semble s'efforcer de ne pas laisser échapper une parcelle du dangereux alcaloïde du tabac.

Il y a des personnes qui fument leur cigare jusqu'au bout, leur pipe, leur cigarette jusqu'à l'extrémité. Il faut que l'on sache bien que c'est là, à l'extrémité du cigare, de la cigarette, au fond de la pipe, que s'est déposée, comme en un réservoir, la nicotine que le fumeur aspire, la partie du moins qui n'a pas pénétré dans son poumon, dans son estomac, dans son sang, dans tous ses tissus, ce que — permettez-moi de le dire entre parenthèses — n'ignorent pas les anthropophages!

Oui, je signale ici, avec sincérité, un des rares avantages que présente le tabac, en compensation des dangers qu'il nous fait courir : les anthropophages ont un si profond dégoût pour la chair des fumeurs qu'ils refusent de les manger!

Précieux privilège, mais dont nous ne profiterons pas. Du tabac, les pays civilisés ne connaissent que les dangers! (Applaudissements.)

IV.

Et maintenant, en effet, Messieurs, vous voilà renseignés sur le tabac, sa famille et ses propriétés vénéneuses. Le tabac, c'était une drogue avec laquelle les Indiens tuaient les serpents, une drogue dont nous nous servions avec un très grand succès pour tuer les parasites animaux ou végétaux, — nous l'avons essayée pour détruire le phylloxera; — cette drogue, on s'en est servi contre les maladies pédiculaires des enfants; on a employé des macérations de tabac contre les spores de la teigne. Mais on sait depuis longtemps que le tabac ne tue pas seulement les organismes inférieurs. Trois petits enfants avaient été traités par ce moyen. La teigne fut détruite, mais les trois petits enfants succombèrent ! Il y a bien d'autres faits. Qui ne sait que le poète Santeuil mourut d'avoir bu un verre de vin dans lequel avait macéré du tabac?

Eh bien! cette drogue, contenant une proportion considérable de nicotine, nicotine qui est un redoutable poison, ce tabac, dont la nature entière a horreur, puisque tous les organismes en sont profondément atteints, seul l'homme en fait ses délices, seul l'homme en a fait son inséparable vade-mecum. Il a auprès de lui, autour de lui, des animaux domestiques qui sont devenus ses compagnons, les flatteurs, les imitateurs de ses goûts, de ses manies, souvent même de ses vices; eh bien! est-ce que ces complaisants recherchent ou même tolèrent le tabac? Essayez de faire accepter par votre chien cette fumée de tabac qui vous est si agréable; essayez de lui faire aspirer du tabac à priser; vous ne pouvez l'habituer à cette odeur; vous ne parvenez pas à pervertir jusque-là son instinct de conservation. C'est un poison, il le sent, et il le repousse.

On pourrait se demander comment, sachant qu'un poison violent, que la nicotine existe dans le tabac, on soit si empressé d'en faire usage.

Ah! je comprends qu'au temps où l'on ne savait pas qu'elle existait, que même, à l'époque où Montaigne pouvait dire que « le tabac était venu du nouveau monde dans l'ancien pour le tuer », mais sans avoir, pour s'exprimer ainsi, d'autre raison que son rare bon sens, je conçois, dis-je, qu'on ait fumé avec quelque tranquillité d'esprit. Mais depuis, depuis qu'il est démontré que, dans 100 grammes de tabac ordinaire, il y a de 6 à 8 grammes (ce que je vous montre dans ce flacon) de nicotine, comment est-il possible que les fumeurs continuent à s'empoisonner de gaieté de cœur?

La vérité, reconnaissons-le, est que bien des personnes fument ce poison sans le savoir.

Dans le peuple, on ignore ces faits. Parmi les gens instruits, combien de personnes ont à cet égard une science incomplète! Et puis enfin il y a l'influence de l'habitude, il y a la mode. Que ne peut faire la mode? Aujourd'hui on ne prise plus; autrefois c'était une manie, une fureur que le tabac à priser!

C'est sous forme de poudre que le tabac a fait son apparition dans notre pays. C'est par une reine qu'il a d'abord été prisé; tous les gens de la cour, tous les petits maîtres se faisaient un mérite, un honneur d'avoir leur jabot bien rempli de poudre de tabac; on les voyait portant toute la journée à la main des râpes élégantes en or, en argent, en ivoire, avec des ornements et des pierres précieuses, râpes au moyen desquelles ils frottaient la carotte de tabac et obtenaient la précieuse poudre. C'était tout un art, un art merveilleux que de donner, de recevoir, de humer une prise de tabac!

Il y avait un cérémonial complet; on avait été jusqu'à formuler les douze temps de l'opération. Oui, Messieurs, on prisait en douze temps!

On prenait la tabatière de la main droite et on la passait dans la main gauche; on frappait sur la tabatière; on ouvrait la tabatière; on la présentait à la compagnie; on la ramenait à soi; on frappait de nouveau, pour rassembler le tabac; on pinçait le tabac avec deux doigts de la main droite; on portait le tabac au nez, on prisait des deux narines, également et sans grimace; enfin il ne restait plus qu'à éternuer, se moucher et cracher. C'était fini. (Rires et applaudissements.)

Eh bien ! la mode a de singuliers caprices ! Autrefois, rien de plus naturel, de mieux porté que de présenter à quelqu'un une tabatière et du tabac à priser ; personne qui ne s'en trouvât honoré et qui ne s'empressât d'accepter une offre si obligeante.

Molière nous décrit comment la chose se fait, et il insiste sur le rôle social du tabac à priser qui rapproche les hommes et les rend aimables. Le tabac lui paraît la source de ces mille petites attentions qu'affectionne la bonne compagnie.

User de tabac est un brevet d'honnête homme ; c'est le tabac qui inspire toutes les vertus :

« . . . Il n'est rien d'égal au tabac ; c'est la passion des honnêtes gens, et qui vit sans tabac n'est pas digne de vivre. Non seulement il réjouit et il purge le cerveau humain, mais encore il instruit les âmes à la vertu, et l'on apprend avec lui à devenir honnête homme. Ne voyez-vous pas bien, quand on en prend, de quelle manière obligeante on en use avec tout le monde et comme on est ravi d'en donner à droite et à gauche, partout où l'on se trouve ? On n'attend pas même qu'on en demande et l'on court au-devant du souhait des gens, tant il est vrai que le tabac inspire des sentiments d'honneur et de vertu à tous ceux qui en prennent ! »

Il s'agissait du tabac prisé ! Il a bien perdu depuis de cette faveur et de ces vertus !

Aujourd'hui le tabac à la mode (le tabac à fumer) n'a pas précisément les mêmes avantages ; loin de là ! Il nous sépare plutôt qu'il ne nous rapproche ; les fumeurs aiment à se retirer à l'écart pour fumer ; ils n'éprouvent pas le moins du monde le besoin de se réunir en société. J'ai même lu quelque part qu'un très grand partisan du tabac avait été frappé de cette singulière disposition des fumeurs.

Il soutenait que le tabac avait cet éminent avantage que deux hommes pouvaient rester deux heures ensemble, dans la compagnie de leur pipe ou de leur cigare, face à face, sans dire un seul mot et sans jouer ! En cela il croyait faire l'éloge du tabac. Vos rires me prouvent que, comme moi, Messieurs, vous voyez dans cette déclaration le fâcheux aveu d'un maladroit ami. Avec M. le Président, nous protestons de toutes nos forces contre tout ce qui tend à nous isoler, à nous diviser ; nous protestons contre le tabac qui fait déserter les salons pour les fumoirs, au détriment de la civilisation, de la sociabilité et des mœurs !

Revenons à l'influence de la mode. Aujourd'hui que le tabac à fumer a gagné le terrain perdu par le tabac à priser, je me demande ce qui se passerait si, dans un lieu public, dans une voiture, dans un salon, on vous présentait, avec ou sans cérémonial, une tabatière et du tabac à priser. Ah ! vous vous figureriez qu'il est de bon ton, de votre honneur, de votre dignité d'avoir l'air de ne pas même savoir ce que c'est que du tabac à priser. Fi donc ! quel bas et sale usage ! Au contraire, que quelqu'un vous présente du tabac à fumer, c'est autre chose; vous prendrez ce cigare, c'est la mode; le bon ton l'exige. Vous croiriez faire injure à votre qualité d'homme, vous afficher comme un tempérament ultra-délicat ou comme un homme mal élevé, si vous repoussiez la proposition qui vous est faite.

Habitué à fumer, vous ne ferez pas un grand sacrifice; votre apprentissage est fait depuis longtemps, vous avez lutté avec assez de persévérance pour avoir dominé toutes les répugnances de votre être, tous les soulèvements et toutes les rébellions de votre estomac. Vous pourrez fumer sans arrière-pensée le cigare que vous aurez accepté par politesse.

Mais si vous êtes un néophyte!.... Allons, il faut être un homme, et la mode l'affirme; on ne l'est pas si l'on n'est capable de fumer ce cigare! Vous le fumerez donc! Qu'importent malaises, souffrances, nausées! Votre estomac se révolte, vous sentez votre tête qui tourne, un affreux vertige qui s'empare de vous. Qu'importe! Vous fumerez; ne faut-il pas fumer pour faire comme tout le monde. Ce résultat vaut bien de surmonter votre dédain pour votre santé ébranlée, pour votre raison vaincue, pour votre bon sens éconduit!

Et c'est ainsi qu'on sacrifie à la mode et que chacun devient fumeur, parce que les autres le sont. On voit les autres fumer; on est las de fumer la fumée des autres et l'on finit par se dire : Pourquoi donc ne fumerais-je pas ma propre fumée?

Je dirai peu de chose du tabac à mâcher; il est surtout connu par les soldats et les marins.

On conçoit très bien que pendant une longue traversée, pendant les longues heures inoccupées de la vie des camps, de pareilles distractions puissent être du goût du soldat et du marin; mais je me demande s'il est bien utile d'introduire d'autorité ces habitudes-là. De même je me demande s'il est bien utile de donner au marin l'habitude de boire le matin de l'eau-de-vie. Puisque l'Association au nom de laquelle je parle s'efforce de lutter contre l'abus du tabac et l'abus des boissons alcooliques, il m'est impossible de ne pas dire un mot de ce qui se passe pour le marin et de ce que fait l'État lui-même pour propager inconsciemment des habitudes qui exerceront une si funeste influence sur le bien-être, la santé et la moralité de ceux qui seront entrés dans ces écoles où tout le monde va passer désormais : l'armée et la marine.

Vous savez qu'à partir de seize ans le marin reçoit tous les matins un seizième de litre d'eau-de-vie. Voilà un jeune homme qui n'avait pas encore fait usage d'eau-de-vie, et qui va en prendre l'habitude bon gré, mal gré. Il finira par s'adonner aux boissons alcooliques; ce n'est point une crainte vague et hypothétique. La consommation d'alcool par les pêcheurs et ouvriers de nos côtes et de nos ports indique assez le danger qu'il y a à entraîner les jeunes générations sur cette pente fatale.

Réservons pour quelques circonstances spéciales de la vie du bord, pour les heures où rugit la tempête, pour les passages difficiles, des stimulants alors nécessaires et justifiés; mais s'il est bon, humain de doubler l'énergie du marin dans des heures terribles, il ne faut pas faire de ce moyen exceptionnel une habitude de tous les jours.

Les prétextes ne manquent pas pour l'usage de l'alcool ou de l'eau-de-vie à bord : l'alcool tient moins de place que le vin, c'est incontestable; mais il n'agit pas de même. Il est vrai qu'il passe pour « tuer le ver », et c'est une croyance difficile à déraciner.

V.

Le tabac lui aussi a passé longtemps pour avoir des propriétés médicales qui ont joué un certain rôle dans la faveur dont il a été l'objet.

Ce qui est certain aujourd'hui, c'est que, s'il ne guérit plus de maladies, il en donne. Il porte son influence funeste sur tout le système nerveux. Quoi d'étonnant, étant donnés les principes vénéneux qu'il renferme? L'abus du tabac détermine — tous les médecins le savent — le tremblement, l'incohérence des mouvements, des paralysies de toute nature. Le Dr Desmares a signalé plus de six cents cas d'amaurose dans lesquels l'influence du tabac lui a paru indiscutable. Si le tabac fait perdre la vue, il y a de nombreux cas de surdité dont il est cause. La surdité est très commune; la dureté de l'ouïe est presque la règle chez les vieux priseurs. Le tabac n'atteint pas seulement les parties des centres nerveux qui président aux mouvements et à la sensibilité; son action délétère compromet jusqu'aux sources de l'intelligence. La mémoire est, parmi les facultés, une des premières qui en souffrent. M. Bertillon a montré, par des chiffres éloquents, les ravages que fait le tabac parmi les élèves de nos grandes écoles. On peut résumer en deux traits les observations de la statistique sur ce sujet. A l'École polytechnique, les grands fumeurs se rencontrent parmi les vingt derniers élèves de l'école, on en trouve jusqu'à seize! Il n'y a, au contraire, que six fumeurs parmi les vingt premiers élèves. Donc antagonisme entre l'abus du tabac et l'aptitude au travail intellectuel.

Il faut aller plus loin: l'intelligence reçoit encore de l'abus du tabac une atteinte plus profonde. La statistique montre que c'est dans les départements où l'on fume le plus que se trouve le chiffre d'aliénés le plus considérable.

Les sources de la vie ne sont pas moins compromises. Des expériences sur des animaux (coqs et lapins) ont démontré ce que la médecine avait déjà noté : l'influence funeste de l'abus du tabac sur les fonctions de la génération: diminution de la fécondité et abâtardissement de la race.

Pour être vrai, il faut ajouter qu'avant de porter si profondément son action, le tabac n'a rien épargné des organes qui ont servi à l'introduire dans l'économie. Est-il besoin de le montrer attaquant les dents des fumeurs, de rappeler l'influence de la pipe sur la production du cancroïde des lèvres, de signaler le danger que court également et le fumeur qui perd pour la digestion la quantité énorme de salive qu'il rejette, et le fumeur qui s'empoisonne du matin au soir en avalant une salive imprégnée de nicotine? Quoi d'étonnant que cette fumée âcre, brûlante, détermine l'angine granuleuse, par son contact continuel avec la gorge du fumeur? L'estomac, qui reçoit cette fumée malsaine, cette salive saturée de nicotine, perd son activité; il s'engourdit; plus d'appétit, plus d'énergie digestive. L'organe ne fournit plus au sang que des sucs mal élaborés, et altérés par des principes vénéneux. Les bronches, les poumons sont sans cesse envahis par les produits de la plante vireuse; l'énergie de la fonction se perd, et le sang ne reçoit, au lieu d'un air pur, qu'un mélange gazeux, où les vapeurs de la nicotine jouent un trop grand rôle : de là l'angine de poitrine, les maladies du cœur, accidents dont le tabac a bien la responsabilité, puisque le médecin les voit disparaître quand le malade, effrayé, consent à cesser l'usage du tabac, et se reproduire le jour où, moins docile, parce qu'il a moins peur, le malade succombe de nouveau à l'empire tyrannique de l'habitude.

Voilà l'ennemi que le monde a pris sous son patronage! Voilà les maux que l'imitation, le besoin de faire comme les autres, la crainte du ridicule propagent et perpétuent dans la société et chez les individus! Que pensez-vous maintenant de ce nom mal mérité d'*herbe à tous les maux*?

VI.

La question n'est plus de savoir ce que le tabac peut guérir, mais si l'on peut guérir de la manie du tabac. La contagion du tabac, qui s'étend partout, laisse cependant entrevoir la possibilité de s'affranchir de ce joug. Il y a des gens qui ont eu le courage de renoncer à ce besoin factice; le fait est avéré. Il reste à rechercher quels sont ceux qui ont montré cette énergie et se sont guéris de la manie du tabac.

Eh bien! voilà ce que nous constatons : c'est parmi les gens intelligents, éclairés, instruits que le fait s'est produit. Il y a en ce moment-ci en France un littérateur de premier ordre, que je pourrais citer, et qui s'est converti; il y a des hommes de science qui, eux aussi, ont eu le courage de renoncer au tabac. Il faut être ignorant des maux qu'elle cause, pour rester l'esclave d'une habitude inutile, toujours coûteuse, dangereuse à tant de points de vue. C'est donc surtout à l'ignorance que doivent s'adresser ceux qui combattent l'abus du tabac : ignorance chez les partisans, chez les habitués du tabac, ignorance chez les jeunes gens qui, encore affranchis de cet esclavage, seront entraînés à imiter leurs aînés et préparés à subir la même influence.

Je vois donc, pour la Société contre l'abus du tabac et des boissons alcooliques, deux missions, deux tâches distinctes : prévenir le mal, s'il s'agit de l'enfant ou du jeune homme ; combattre le mal chez l'adulte, chez l'homme fait. Il faut éclairer le jeune homme, il faut éclairer l'enfant ; on ne saurait s'y prendre trop tôt ; il faut éclairer les parents, il faut leur dire la vérité, il faut montrer le danger de laisser prendre ces habitudes, qui plus tard deviendront impérieuses et dont on ne pourra plus se défendre. C'est là le rôle que doivent s'imposer les mères de famille, c'est là le rôle des instituteurs, qui ont une si grande et si importante influence sur leurs élèves, pendant ces années fécondes où l'enfant prend toutes les empreintes [1].

L'*Association* a rédigé une petite affiche exposant en quelques mots les dangers de l'abus du tabac et des boissons alcooliques. Elle a obtenu de M. Gréard, directeur de l'enseignement primaire à Paris, l'autorisation de placer cette affiche dans toutes les écoles du département de la Seine. Nous espérons bientôt pouvoir la faire apposer dans toutes les écoles de France. Il y a là un enseignement qui se fait par les yeux et qui laisse dans la mémoire de l'enfant une notion vraie, exacte, sur le danger du tabac, notion que le temps n'effacera pas.

Les cours d'hygiène dans les écoles, dans les lycées, compléteront cet utile enseignement préventif.

Je suis heureux de voir ici réunis, parmi les personnes qui m'ont fait l'honneur d'assister à cette Conférence, un si grand nombre de fonctionnaires de l'enseignement primaire [2] ; je leur dis avec conviction : «Ne sortez pas d'ici, Messieurs, sans vous être promis d'éclairer les familles, les enfants, sur la question qui nous occupe, et de faire la guerre au tabac, pendant qu'il en est temps encore.»

C'est là la première partie de la tâche à laquelle doit travailler l'Association contre l'abus du tabac et des boissons alcooliques. C'est une mission d'éducation.

Il y en a une autre : elle consiste à guérir ceux qui ont déjà l'habitude du tabac. Pour cela, il y a deux procédés : il y a le procédé que j'appellerai le procédé des *forts,* et le procédé des *faibles.*

Quant au procédé des forts, il est bien simple : il suffit de se dire : «Le

---

[1] A. Riant, *Leçons d'hygiène,* 2ᵉ édit., Paris, Ad. Delahaye ; *L'Alcool et le tabac,* 3ᵉ édit., Paris, Hachette.

[2] Un grand nombre d'inspecteurs, de directeurs d'écoles normales et d'instituteurs venus à Paris pour le Congrès de la Sorbonne, nous avaient fait l'honneur d'assister à cette Conférence. Nous devions les retrouver quelques jours après (29 août 1878) parmi les quinze cents auditeurs de notre Conférence sur l'*Hygiène de l'École,* à la Sorbonne.

tabac est mauvais; il contient un poison, c'est indiscutable : je cesse donc de priser, de fumer dès aujourd'hui. » Seulement il y a une petite difficulté : c'est que le nombre des forts est très restreint. Je ne sais pas si le tabac y est pour quelque chose; mais il est certain qu'il existe une abdication singulière des volontés, un énervement qui rend bien rares les résolutions viriles. Si vous saviez ce que j'ai reçu de lettres où l'on me dit textuellement : « Vous allez dire bien du mal du tabac; j'en pense autant que vous, mais jamais je n'aurai le courage de m'en séparer. » Assurément ce ne sont pas là les forts sur lesquels je compte. Comme les mangeurs d'opium de l'Orient, ils en sont arrivés, le tabac aidant, à n'avoir plus le courage de faire le moindre effort, de renoncer à une habitude mauvaise. Il ne faut donc pas avoir trop de confiance dans le procédé des forts. C'est cependant le bon; mais combien sont rares ceux qui peuvent le mettre en pratique !

Il y a ensuite le procédé des faibles : il consiste dans une multitude de petits moyens plus ou moins habiles, pour diminuer le danger, ou pour se tromper soi-même. Ainsi, on ajoute un petit bout d'ambre à la pipe que l'on fume ou au cigare, pour que la fumée arrive moins chaude dans la bouche; on tâche de ne pas avaler la fumée. On fume, quand on le peut, du tabac qui ne contient pas de nicotine, par exemple des tabacs orientaux, où la dose de nicotine est faible ou nulle. On ne reste pas, après avoir fumé, dans l'atmosphère nicotinisée que l'on s'est ainsi faite; on ouvre les fenêtres, on fait tout son possible pour diminuer le danger. On fume, au lieu de feuilles de tabac, des feuilles de pommes de terre, ou des feuilles de thé, suivant le système de beaucoup d'Orientaux; on fume même de petites cigarettes faites avec de jeunes pousses de houblon, qui n'ont absolument que des propriétés nulles au point de vue de la santé. On a imaginé aussi de faire un petit appareil placé au fond de la pipe, pour qu'il n'y ait plus là d'accumulation de matières liquides, pour assurer une combustion plus complète. De ces précautions, les unes permettent aux fumeurs de s'empoisonner un peu moins vite; les autres, celles, par exemple, qui écartent toute feuille dangereuse ou suspecte, donnent la sécurité aux fumeurs, ... en leur laissant encore des illusions, qui rendent le sacrifice moins complet et moins pénible.

On conserve du moins cet agréable passe-temps qui consiste à rouler la cigarette, et on éprouve toujours ce plaisir cher au fumeur qui voit un peu de fumée monter en spirales devant ses yeux.

Il y a un choix à faire parmi les moyens employés pour guérir les fumeurs de leur manie.

On espère, par exemple, dégoûter les fumeurs en leur faisant fumer de mauvais tabac; on se trompe singulièrement, car ils ont perdu le goût, et sont devenus incapables de toute appréciation et par conséquent de toute répugnance. C'est à ce point qu'un homme qui fumait beaucoup de tabac et de très bons cigares a fini par abandonner ce luxe, grâce à l'intervention d'un de ses amis qui, lui ayant présenté en place des cigares à un sou, sans l'en prévenir, lui démontra la possibilité de réaliser de belles économies qui ne lui imposaient aucun sacrifice : le fumeur trouvait ces modestes cigares tout aussi bons que les autres. Il avait perdu le sens de l'odorat, le sens du goût. En effet, l'irritation constante portée sur les organes du goût les affaiblit, de même que chez un individu qui prise beaucoup, on a vu se perdre la finesse de l'ouïe; les trompes d'Eustache finissent par s'oblitérer, et il y a alors une diminution plus ou moins complète de l'impressionnabilité de l'organe de l'ouïe. Il y a aussi une altération, une atteinte plus ou moins profonde des fonctions de l'estomac, et si la faim semble apaisée parce qu'on prend du tabac, ce n'est pas parce qu'il nourrit, c'est uniquement parce que le poison a tari la sécrétion et paralysé l'activité de l'organe. Sens et fonctions, il ne laisse rien intact!

Je ne fais donc pas grand fond sur le procédé qui consiste à dégoûter le fumeur par la mauvaise qualité du tabac.

On emploie, dans les maisons de correction de Norwége, de Suède et d'Angleterre, divers procédés analogues pour guérir les individus adonnés aux boissons alcooliques. On met de l'alcool, du vin, dans tous les aliments, sans distinction, de ceux dont on voudrait faire naître les répugnances. On n'obtient que de minces résultats; les gens qui aiment l'alcool l'aiment sous toutes les formes et ne répugnent à le rencontrer dans aucun de leurs mets. J'ai connu un homme fort distingué qui avait pris un goût invincible pour les boissons alcooliques; j'ai essayé de tous les moyens possibles pour le dégoûter, mais sans succès. En vain, comme en Angleterre, on met de l'esprit de bois dans l'alcool; en vain on ajoute aux boissons de l'émétique : rien, hélas, ne peut plus provoquer le dégoût. L'alcool camphré ne fait-il pas, malgré le camphre, les délices de plus d'un infirmier d'hôpital, ou de plus d'un malade auquel on donne ce remède pour un tout autre usage!

Il en est ainsi de la passion ou de la manie du tabac. L'abus n'en dégoûte pas, l'excès ne la rend pas insupportable. Voulez-vous guérir quelqu'un de l'habitude de fumer; ne comptez pas beaucoup sur l'effet de ces petits moyens. Aujourd'hui on sent la fumée de tabac partout, on vit au milieu de cette fumée; loin de nous en lasser, de nous en dégoûter, cette influence répétée semble nous habituer à cette atmosphère factice et nous en faire un besoin.

Et quel besoin, Messieurs, que celui-là! Un besoin qui passe avant celui des aliments! Un besoin qui, après un long jeûne, fait préférer le tabac au pain!

Un éboulement a enseveli des ouvriers, des mineurs, sous des décombres. On travaille avec ardeur à les dégager. Enfin on sait qu'ils sont vivants : on vient de les entendre. Sans doute ils demandent du pain, ces pauvres malheureux, à jeun depuis vingt-quatre ou quarante-huit heures? Non, ils ont une privation plus cruelle encore pour eux que celle du pain, car ils demandent d'abord du... tabac!

Le jeûne mahométan comprend, outre l'abstinence des aliments, l'abstinence du tabac. Eh bien! c'est avec le tabac que l'on commence à rompre le jeûne.

Nous allons, dit M. de Vogué, nous asseoir devant un petit café sur la grande place de Beyrouth; de nombreux oisifs, gens du peuple, moukres, chameliers, marchands, attendent, comme des statues, le narghilé tout chargé à la main, le coucher du soleil. Nous sommes en Ramzan, le carême mahométan et la loi du Prophète défendent toute nourriture, ainsi que la fumée du tabac, avant la fin du jour. Le musulman observe rigoureusement ces prescriptions; tous les Orientaux, à quelque religion qu'ils appartiennent, sont les fidèles gardiens des pratiques extérieures et matérielles. Dès que le coup de canon libérateur a retenti, les pauvres croyants aspirent voluptueusement une bouffée de *tombéki;* même après ce jeûne de quatorze heures, le besoin du tabac est plus fort chez eux que celui de la nourriture[1]!

Voulez-vous voir cette servitude plus grande encore?
Écoutez ce chirurgien de marine :

Un matelot, dit-il, vint un jour me consulter pour un mal de gorge. Je vis, à la saillie de sa joue, qu'il mâchait quelque chose. — Comment, dit le chirurgien, vous avez mal à la gorge et vous chiquez! — Major, répondit le matelot, depuis trois jours je n'ai plus de tabac. Et en même temps il tira de sa bouche un peloton d'étoupe goudronnée!

Le malheureux, ne pouvant satisfaire sa passion, suppléait au tabac comme il pouvait et se créait des illusions!

VII.

Et maintenant, Messieurs, si vous voulez vous déshabituer du tabac, il faut choisir entre le procédé des forts et le procédé des faibles. C'est à votre caractère et à votre énergie de décider lequel des deux a le plus de chance d'amener un résultat.

Si vous avez comme moi la certitude que le tabac n'est pas innocent, qu'il est au contraire un poison; si vous êtes convaincus comme moi que l'État n'en retire qu'une richesse apparente, que c'est le moyen de nous enlever nos terres les plus fertiles, de perdre nos bras les meilleurs, vous

---

[1] *Syrie, Palestine.*

n'hésiterez pas à vous priver d'un superflu inutile quand nous n'avons pas le nécessaire, à savoir : une ration suffisante de pain ou de viande.

Quand on pense qu'aujourd'hui, si on prend le chiffre de la population des villes, chaque habitant a, par an, une ration de 50 kilogrammes de viande ; si on réunit la population des villes et celle des campagnes, on ne trouve plus qu'une ration de 13 kilogrammes par an et par tête ! Et voilà le pays qui, satisfait de sa production en bétail et en céréales, aurait la folie de perdre 20,000 hectares de ses meilleures terres pour y cultiver du tabac !

Si vous croyez comme moi que le tabac porte une atteinte profonde aux relations de la vie sociale, qu'il brise la famille, qu'il vide les salons, supprime la conversation, ce charme de nos salons d'autrefois, que les fumoirs modernes ne remplacent pas à notre honneur ; qu'il prive l'homme de la société de la femme et de l'influence si importante de celle-ci, au point de vue de la civilisation, de l'esprit et des mœurs ; si vous croyez avec moi que le tabac exerce une action funeste sur la santé, parce qu'on n'use pas longtemps de tabac sans en abuser, parce que les enfants et les jeunes gens, dans la période de croissance et de développement, subissent l'entraînement et les fâcheux effets de l'exemple : n'hésitez pas. Ni les petits moyens, ni les demi-mesures, ni le bout d'ambre, ni les procédés analogues à celui de la goutte de cire conseillée aux buveurs, ne vous guériront. N'ayez pas pour vous-mêmes ces illusions ou ces coupables complaisances. Allez aux grands moyens. Rompez en visière avec une habitude dangereuse pour vous, pour la société, pour la jeunesse, victime nécessaire de ce mauvais exemple et de cette contagion.

Êtes-vous riches ? Le jour où vous ne nourrirez plus un besoin factice, une meurtrière passion, vous ferez la part de la charité plus large, et vous pourrez nourrir des hommes avec l'argent qui payait une habitude malsaine.

Vivez-vous de votre travail ? Vous perdrez moins d'argent, moins de temps. Lord Stanhope n'a-t-il pas fait ce curieux calcul, qu'un priseur perdait deux heures par jour pour satisfaire les exigences de son nez ? Vous dépenserez moins chez le pharmacien, moins chez le médecin, vous rêverez moins, vous vous payerez moins d'illusions !

On parle tous les jours de régénération sociale. J'y crois, je l'appelle de tout mon patriotisme et de tout mon cœur. Mais une première condition semble nécessaire pour que cette espérance se réalise : il faut d'abord que le peuple à régénérer bannisse de son régime tout ce qui engourdit, stupéfie et désorganise l'homme physique, intellectuel et moral.

Donc, plus de ce poison alcoolique, absinthe ou alcool, qui mène à toutes les déchéances de l'organisme, de l'intelligence et de l'âme, et qui abrège la vie après l'avoir dégradée !

Plus de ce poison nicotique qui engourdit et énerve !

Voilà le double but que poursuit l'*Association française contre l'abus du tabac et des boissons alcooliques,* au nom de laquelle j'ai eu l'honneur de porter ici la parole.

Il y a deux manières de seconder ses patriotiques efforts : s'y associer par l'exemple, s'y associer par un concours réel, efficace, personnel.

Mesdames, vous qui ne voulez pas voir vos salons désertés, je m'adresse à vous.

Pères de famille, qui craignez de voir vos fils noyer dans une fumée malsaine une précoce intelligence et des dons heureux, je m'adresse à vous.

Maîtres de la jeunesse, qui avez tant d'influence sur les jeunes générations confiées à vos mains, vous qui devez garder, pour le pays qui les réclame, toutes nos forces physiques, intellectuelles et morales, je m'adresse à vous.

Et, après vous avoir remerciés d'un accueil si sympathique, je vous convie à ces deux modes d'action, à ces deux modes de collaboration dont je parlais tout à l'heure, et je vous demande de vouloir bien, vous associant à nous pour diminuer les dangers que produisent le tabac et les boissons alcooliques, apporter votre adhésion à notre œuvre, comme à nos idées, aux représentants de l'*Association française contre l'abus du tabac et des boissons alcooliques,* réunis dans ce bureau qui m'a fait l'honneur de m'assister. (Applaudissements prolongés.)

M. Frédéric PASSY, *président.* Les personnes, et elles sont nombreuses, je le crois, qui ont écouté avec intérêt et sympathie l'excellente Conférence du docteur Riant, et qui désireraient quelques renseignements sur les moyens de venir en aide à l'*Association française contre l'abus du tabac et des boissons alcooliques,* trouveront ici, au bureau, tous les renseignements qu'elles pourraient désirer.

9 782014 101423